NOUVELLES RECHERCHES

DU SEIGLE ERGOTÉ.

NOUVELLES RECHERCHES

SUR L'EMPLOI

DU SEIGLE ERGOTÉ,

COMME PROPRE A FACILITER ET ACCÉLÉRER

L'ACCOUCHEMENT,

SUIVIES DE QUELQUES OBSERVATIONS,

PAR L. BORDOT,

DOCTEUR EN MÉDECINE DE LA FACULTÉ DE PARIS,
MEMBRE DE LA SOCIÉTÉ D'INSTRUCTION MÉDICALE,
SECRÉTAIRE RAPPORTEUR
DE LA SOCIÉTÉ DE MÉDECINE PRATIQUE, ETC.

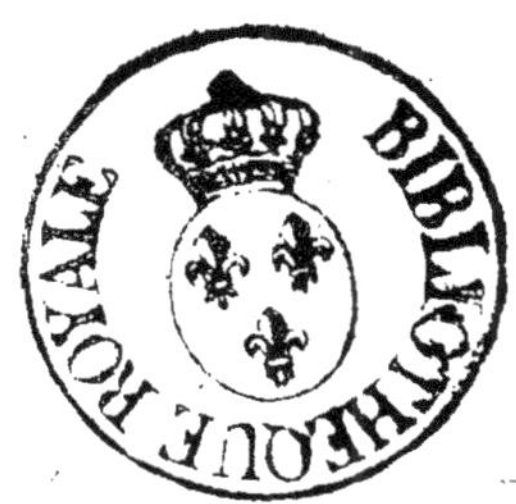

*Necessitas medicinam invenit, experientia fecit;
duo sunt præcipui cardines : ratio, et observatio.*

BAGLIVI, *Opera omnia*, lib. 1, cap. 2.

A PARIS,

CHEZ TÉTOT FRÈRES, LIBRAIRES,

RUE MONTPENSIER, N° 5, PLACE DU CARROUSEL,

1826.

IMPRIMERIE DE C. J. TROUVÉ,
RUE DES FILLES-S.-THOMAS, N° 12.

NOUVELLES RECHERCHES

SUR L'EMPLOI

DU SEIGLE ERGOTÉ,

COMME PROPRE A FACILITER ET ACCÉLÉRER

L'ACCOUCHEMENT,

SUIVIES DE QUELQUES OBSERVATIONS,

PAR L. BORDOT,

DOCTEUR EN MÉDECINE DE LA FACULTÉ DE PARIS,
MEMBRE DE LA SOCIÉTÉ D'INSTRUCTION MÉDICALE,
SECRÉTAIRE RAPPORTEUR
DE LA SOCIÉTÉ DE MÉDECINE PRATIQUE, ETC.

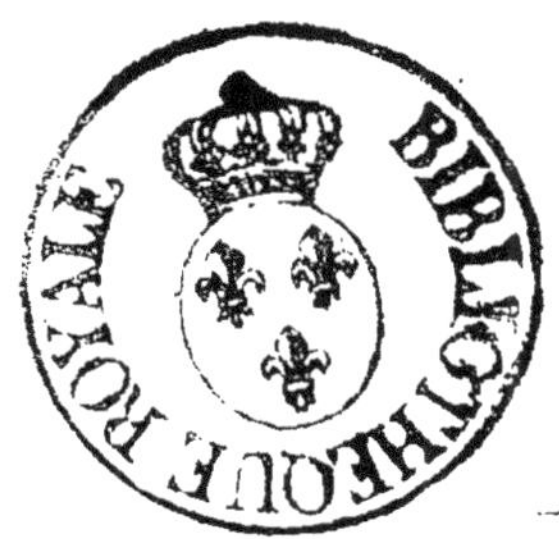

*Necessitas medicinam invenit, experientia fecit;
duo sunt præcipui cardines : ratio, et observatio.*

BAGLIVI, *Opera omnia*, lib. 1, cap. 2.

A PARIS,

CHEZ TÉTOT FRÈRES, LIBRAIRES,

RUE MONTPENSIER, N° 5, PLACE DU CARROUSEL.

1826.

AVERTISSEMENT.

La femme, qui, sous tous les rapports, mérite notre attention, doit surtout fixer l'observation du médecin par le grand nombre de maux qui la menacent. En effet, à peine sortie de l'enfance, commence-t-elle à goûter le prix de la santé, qu'elle se voit périodiquement menacée d'en perdre chaque mois les premiers avantages; devient-elle mère, autre source de douleurs et d'alarmes; enfin, arrivée au terme de la fécondité, elle ne peut en perdre le gage sans être en butte à de nouveaux orages.

Je ne m'occuperai pas des moyens à mettre en usage, et des conseils qu'il faut donner à la femme pendant tout le cours de sa grossesse : on pourra consulter à ce sujet mon ouvrage publié dans l'année

1820 (1). Je ne parlerai que de l'accouchement proprement dit, surtout de cet état où les douleurs sont presque nulles, et qui font le désespoir des femmes, et fatiguent la patience des accoucheurs les plus prévenans.

Frappé depuis long-temps de l'état de langueur et de souffrance que produit quelquefois le travail de l'enfantement, j'ai réuni tous mes efforts et mes recherches pour parvenir à abréger cet acte de la parturition. Dans ma dissertation soutenue à la Faculté de Paris, j'ai déjà présenté quelques observations à l'appui de l'emploi du seigle ergoté. En 1820, j'en ai publié de nouvelles, et maintenant je me présente armé de nouveaux faits qui sont corroborés par l'expérience d'un grand nombre de praticiens français et étrangers. Sans prétendre

____

(1) *Instruction sur la santé des femmes enceintes,* 1 volume in-12.

être l'inventeur de ce nouveau médicament,
je crois cependant être un des premiers qui
ait rappelé l'attention des médecins sur son
usage.

J'ai vu avec satisfaction que, depuis les
publications que j'ai faites, beaucoup d'accoucheurs emploient ce médicament, et paraissent en retirer de très-bons effets. Les
esprits d'abord ne furent pas convaincus;
mais quel médicament, dès son introduc-
tion dans la médecine, n'a pas éprouvé
d'obstacles, et cependant, plus tard, a été
reconnu généralement un souverain remède?

Je puis maintenant affirmer, d'après mon
expérience et celle de beaucoup d'accoucheurs célèbres, que la poudre de seigle
ergoté a réellement, dans la plupart des
cas, une action spéciale sur l'utérus, lorsqu'il s'agit de réveiller les contractions de
ce viscère, qui souvent tombe dans l'inertie,
et s'oppose, par cela même, à l'accouche-

ment. J'indiquerai les cas où l'emploi de ce médicament peut être de quelque utilité, et ceux où il pourrait être inutilement employé, quoique, dans aucun d'eux, il puisse être nuisible.

NOUVELLES RECHERCHES

SUR L'EMPLOI

DU SEIGLE ERGOTÉ.

L'ACCOUCHEMENT a pour but la naissance d'un nouvel être, et, sous ce rapport, c'est une des fonctions les plus importantes de l'économie. Il manquait à la science un nouveau mode de pratique dans l'art de provoquer les douleurs dans le travail de l'accouchement. La médecine paraît posséder aujourd'hui cette ressource précieuse dans l'usage intérieur de la poudre de seigle ergoté, que je désigne sous le nom de poudre *ocyotique*, ou *pulvis partum accelerans*. Ce médicament pourra donc, dans certains cas, rendre inutile tout emploi d'instrumens chirurgicaux, en remédiant à l'inertie de l'utérus, en développant ses forces et l'énergie de ses propriétés vitales, d'où résultent de nouvelles contractions de ce viscère, qui forcent le fœtus à sortir par le soutien et l'appui des muscles de l'abdomen et du diaphragme.

On ne peut révoquer en doute qu'il ne meurt beaucoup plus de femmes à la campagne, dans le temps des couches, la plupart étant privées de bons secours, et par l'abondance des mauvais; mais aussi, dans nos villes, les suites de l'accouchement sont-elles plus meurtrières, vu l'état de mauvaise santé qu'ont généralement nos citadines, et par les fautes qui se commettent dans le temps de cette fonction. Par exemple, que peut-on considérer de plus pernicieux que l'administration du castoréum, des teintures de safran, de sauge, de rhue, sabine, huile d'ambre, vin brûlé avec des aromates, eau-de-vie, liqueurs de toute espèce que certaines femmes conseillent lorsque l'accouchement est pénible et lent? Ne sont-ce pas le plus souvent de véritables poisons qui, bien loin de hâter l'accouchement, le rendent plus difficile, en enflammant l'utérus, qui ne peut plus se contracter? A combien aussi d'accidens cette pratique routinière donne-t-elle lieu? Et qui n'a pas été témoin de ces hémorragies abondantes, mortelles, provoquées par ces moyens incendiaires?

Le ralentissement des douleurs varie donc selon des causes bien différentes : par conséquent, il ne conviendrait pas d'administrer également des lavemens irritans, des purgatifs, des vomitifs indistinctement, pour réveiller l'action de l'utérus, puisque ce ralentissement peut tenir, soit au spasme de ce viscère, à son inflammation ou à la diminution de sa contractilité organique. Je ne m'occuperai pas des moyens de remédier à ces divers états ; ils sont assez détaillés dans les ouvrages qui traitent des accouchemens. Je ne parlerai donc que de cet acte naturel de l'enfantement, qui peut être interverti dans son cours par des causes tout-à-fait étrangères, soit à la position de l'enfant, soit à la viciation des parties anatomiques, ne devant m'occuper que des cas qui peuvent nécessiter l'emploi du seigle ergoté.

Les causes qui mettent obstacle à l'accouchement, ou du moins qui en ralentissent la marche, sont physiques ou morales. Une constitution lymphatique, molle, ou un tempérament nerveux ; l'inaction à laquelle on s'est astreint durant le cours de la grossesse ; les veilles prolongées, le régime qu'on a suivi, quelquefois la misère, les émotions vives auxquelles on est exposé, la crainte des douleurs de l'enfantement, les soins empressés, les alarmes feintes ou vraies qui règnent autour des femmes en cet état, le nombre des personnes qui les entourent, le déshonneur auquel quelques-unes vont être livrées en donnant naissance à un fruit illégitime, la pudeur de quelques autres, lorsqu'un accoucheur est appelé, etc. : en faut-il davantage, le plus souvent, pour ralentir les douleurs, et les suspendre entièrement ? Une autre fois, c'est un travail long et pénible qui a épuisé les forces de la femme, et dont la lenteur fait tomber l'utérus dans une inertie quelquefois complète. L'écoulement prématuré des eaux de l'amnios est, je pense, une des causes les plus fréquentes qui retardent la marche de l'accouchement; et n'est-il pas extraordinaire qu'elles paraissent plusieurs jours et même plusieurs mois avant le travail véritable de l'enfantement, comme l'ont observé, Mauriceau, Devinter, Smellie, Lamotte? etc.

Les signes principaux auxquels on peut reconnaître que l'accouchement est prochain, ne sont réellement sensibles que par le toucher. Cette opération est donc le premier soin auquel on doit avoir recours; il apprendra si le fœtus exerce quelques mouvemens, ou si le ballottement existe; si le col de l'utérus est entièrement effacé, ou s'il conserve sa dureté, son épaisseur. C'est ce que tout accoucheur doit constater avec précision pour pronostiquer sur un accouchement prochain. Les douleurs paraissent-elles? il faut examiner si elles sont vraies ou fausses. Les fausses diffèrent des vraies par rapport à leur origine, leur siége, leur marche et leur effet; ce qui peut avoir lieu dans la vessie, les reins, ou les intestins, et dépendre même des tiraillemens des cordons sus-pubiens. Dans les vraies, au contraire, l'utérus est abaissé, son orifice dilaté;

la femme est tourmentée par le besoin fréquent d'uriner ; l'utérus se contracte et se durcit ; les membranes qui enveloppent l'enfant se tendent : alors paraît un mucus sanguinolent ; les douleurs augmentent sensiblement ; l'orifice utérin s'élargit ; ses bords s'amincissent, et présentent une forme circulaire : les vraies douleurs sont alors dans toute leur force, et il y a rupture de la poche des eaux, etc. L'accoucheur doit non - seulement, après cet examen scrupuleux, explorer également, et s'assurer quelle partie présente l'enfant : est-ce la tête, le tronc ou l'une de ses extrémités ? Quelle position prend donc cette première ? Est-elle diagonalement placée, et répond - elle au diamètre du bassin qu'elle doit traverser ? Cette cavité pelvienne est-elle proportionnée également dans ses détroits naturels ? La situation de l'utérus n'est-elle pas oblique de l'un ou l'autre côté ? Enfin, les parties molles de la génération n'offrent-elles pas trop de rigidité, ou sont - elles assez souples pour donner passage à l'enfant ?

Je m'abstiens de parler des précautions à prendre lorsque la femme est réellement dans le travail de l'accouchement, des soins hygiéniques et de la position convenable pour favoriser cette opération, qu'elle soit placée sur un lit ou une couchette, et même pouvant encore marcher. C'est alors que j'arrive à l'emploi du médicament précité. Cependant, avant d'entrer dans quelques détails à ce sujet, je vais indiquer en abrégé l'histoire naturelle, les propriétés physiques et chimiques du seigle ergoté.

DU SEIGLE ERGOTÉ.

Histoire naturelle.

Le seigle, *cereale* (Linn.), plante de la famille des graminées, peut comme les autres grains être exposé à des accidens qui dérangent sa végétation ; et une des plus remarquables est cette maladie depuis long-temps connue sous le nom d'ergot, à cause de sa ressemblance à celui d'un coq de basse-cour. Les anciens paraissent n'avoir pas eu connaissance du seigle ergoté, à moins qu'on ne pense que le *luxuries vegetum*, dont parlent Pline et Théophraste, ne renferme cette excroissance ; mais j'ai tout lieu de croire qu'on peut remonter à Wandelin - Thalius, médecin allemand, qui vivait sur la fin du seizième siècle ; et je pense qu'il est le premier qui ait eu en vue de décrire ce grain ergoté ; car la description qu'il en donne a été adoptée par beaucoup d'auteurs qui l'ont suivi. Gaspard Bauhin l'a désigné sous le nom de *secale luxurians;* d'autres naturalistes, comme Langius, Tissot, Salerne, Model et Tessier, lui ont donné une dénomination différente; et, suivant le langage de certains pays, ce grain a été nommé blé cornu en Gâtinais, manné dans le Maine, seigle ergoté en Sologne. Cette production végétale est actuellement assez bien connue des botanistes et des agriculteurs : aussi ne m'étendrai-je pas davantage à ce sujet.

Propriété physique.

Le seigle ergoté est d'une forme ordinairement courbe et allongée ; il excède le plus souvent la bâle qui lui tient lieu de réceptacle. Ses deux extrémités, moins épaisses que le milieu, sont tantôt obtuses, quelquefois pointues. Plusieurs de ces grains, et surtout les plus gros, laissent apercevoir des petites cavités qu'on croirait formées par des insectes, mais qui sont le produit de la sécheresse du soleil. Leur longueur est le plus ordinairement d'un pouce, sur trois lignes d'épaisseur. Leur couleur est d'un violet sombre ; et, si on les détache, on remarque à l'une de leurs extrémités quelques traces blanchâtres qui indiquent par où ils adhéraient aux bâles, ces grains n'ayant pas de germes ; cette couleur violette n'existe pas au centre ; leur cassure est nette ; moulus, ils procurent une poudre brune d'une saveur légèrement mordicante ; rassemblés en masse, ils répandent une odeur vireuse : mais il n'en est pas ainsi lorsqu'ils sont isolés. Le pain dont ils font partie est d'un violet légèrement foncé, ayant une odeur et une saveur peu désagréables ; la farine absorbe moins d'eau dans le pétrissage, et généralement elle est spécifiquement plus légère que les autres.

Quant aux causes de la formation de ce grain bizarre, doit-on admettre, comme le pensent Tissot et Duhamel, qu'il est produit par la piqûre de quelques insectes, ou, comme d'autres, un vice de fécondation ; enfin, comme Paulet et Decandolle, un végétal nouveau, développé dans la bâle qui devrait contenir ce grain ? Il est plus rationnel de croire, je pense, que sa formation dépend plutôt des brouillards ou des pluies abondantes ; car l'expérience prouve qu'en Sologne, pays où il est plus abondant, il s'en forme davantage dans les temps pluvieux et humides. Les terrains situés sur les bords des marais, les lieux bas et humides, doivent donc être considérés comme plus propres à développer cette dégénérescence végétale.

Propriété chimique.

L'analyse de ce grain, faite par M. le professeur Vauquelin, a fourni, 1° une matière colorante d'un jaune fauve, soluble dans l'alcool, ayant une saveur semblable à celle de l'huile de poisson ; 2° une assez grande quantité de matière colorante, blanche, d'une saveur douce ; 3° une matière colorante violette, de même couleur que l'orseille, insoluble dans l'alcool; 4° un acide libre que l'on peut présumer être le phosphorique; 5° une matière végéto-animale, très-abondante, très putrescible, fournissant beaucoup d'huile épaisse, et d'ammoniaque à la distillation; 6° un peu d'ammoniaque qu'on peut séparer à la température de l'eau bouillante.

Il résulte donc que le seigle ergoté ne contient plus d'amidon; le gluten s'y trouve altéré, et il renferme une huile épaisse et de l'ammoniaque, produits qu'on ne rencontre pas dans le seigle ordinaire.

EMPLOI MÉDICAMENTEUX DU SEIGLE ERGOTÉ, OU POUDRE
OCYOTIQUE.

De temps immémorial, il paroît qu'on avait déjà connaissance des propriétés du seigle ergoté; mais l'empirisme seul étoit en possession de ce moyen obstétrical. Dans le Vexin, il était connu depuis très-long-temps. L'abbé Rosier, ainsi que sa mère, avaient déjà reconnu la propriété particulière de ce grain, car ils l'ont employé, disent-ils, toujours avantageusement chez plusieurs femmes qui avaient de la peine à accoucher. (*Journal de Physique*, tome IV.) Les dames Dupille, de Chaumont (en Vexin), ont été aussi heureuses dans son emploi. Le docteur Prescott, dans une thèse publiée à New-Yorck en 1814, fait mention de la poudre de seigle ergoté comme propre à susciter de nouvelles douleurs dans le travail de l'accouchement, et par conséquent à accélérer sa marche et sa terminaison. Le docteur J. Héarus, dans une lettre insérée dans le *Medical Repository* de New-Yorck, s'est avancé jusqu'à dire que jamais ce médicament n'avait trompé son attente. M. le docteur Desgranges, médecin distingué de Lyon, n'a eu qu'à s'en louer pendant une pratique de plus de quarante ans, et plusieurs accoucheurs de sa connaissance l'ont mis en pratique en cachette, mais toujours avec succès; et peut-être est-il probable que le médicament prôné, en 1747, par l'accoucheur Rathlaw, qui, à la seconde minute, n'a jamais manqué de susciter de nouvelles et véritables douleurs, et de conduire à une heureuse terminaison les accouchemens les plus difficiles sans l'aide d'aucun instrument, n'était autre chose que le seigle ergoté pulvérisé, dont il a fait un aussi grand secret. (*Suite des Observations sur les causes et accidens des Accouchenens laborieux*, Levret, 1751.)

Près de Lyon, on est dans l'usage de donner aux vaches sur le point de vêler, afin de faciliter leur délivrance, un breuvage composé de quatre onces de seigle ergoté bouillies dans un litre d'eau, en y ajoutant quatre onces d'huile d'olive quand elle est refroidie : les veaux nés n'en souf-

frent aucunement. Quelques médecins vétéri-
naires emploient ce grain en substance ou en
decoctum chez les femelles de divers animaux, et
s'en trouvent très-bien. Employé, il y a quelque
temps, à la dose d'un gros chez une brebis, il a
opéré des résultats très-satisfaisans et très-prompts.

Depuis la publication de mon ouvrage sur
l'emploi de la poudre ocyotique, M. le docteur
Bigeschi, de Florence, le docteur Doriès, à Lon-
dres, et un grand nombre d'accoucheurs distin-
gués de la capitale, entre autres, M. le professeur
Gardien, en ont retiré de bons effets dans leur
pratique. Il ne s'ensuit cependant pas de ce que
j'ai avancé, que ce grain puisse être employé
avec succès dans tous les cas où les douleurs sont
suspendues; mais l'expérience paraît confirmer
son action, lorsqu'il est nécessaire de réveiller les
contractions de l'utérus lors de son inertie complète. Il excite alors des douleurs expulsives, qui
ne permettent plus au fœtus de rétrograder;
avantage bien grand, lorsque les forces sont épuisées, et qu'il faut avoir recours au forceps. Je
n'entends toujours parler que de l'accouchement
bien préparé, et où la dilatation du col de l'utérus
est, ou à peu près, complète. Cependant il peut
exister des cas où il serait encore employé heureusement, malgré la non-existence d'une parturition prochaine, comme j'en ai déjà cité une

observation recueillie par M. le professeur Desgranges. Il peut l'être aussi avantageusement lorsqu'il s'agit de l'expulsion du placenta ; et certes, il conviendra mieux que l'emploi des sternutatoires et des vomitifs, que certaines matrones emploient quelquefois dans leur pratique. Cette poudre ocyotique a été employée aussi avec succès lorsque l'utérus renfermait deux fœtus, et même lorsqu'un des deux était mort depuis longtemps (ouvrage cité) : on facilite par ce moyen son passage, à la faveur des contractions utérines, dont on augmente à propos la fréquence et l'énergie ; car la présence du fœtus dans ce viscère, énervant ses forces et affaiblissant son tissu, pourrait disposer à sa rupture. Le docteur Davies avance avoir retiré de bons effets de ce médicament pour faciliter la sortie de polypes, ou autres excroissances qui surviennent dans l'utérus ; quand ces excroissances sont de consistance molle et cérébriforme, comme il en rapporte un exemple, la seule contraction put suffire pour les détacher : aussi, lorsqu'elles sont plus dures, doit-il être plus facile d'en faire la ligature lors de leur révulsion vers le vagin. Dans les hémorragies utérines, je l'ai employé avec succès. Ce médicament peut encore faciliter la sortie de l'enfant mort. Dans le cas de crâniotomie, il serait cependant peu convenable d'employer cette poudre obstétricale, si le resserrement du col utérin existait, *et* si l'on reconnoissait la présence d'une tumeur squirreuse dans l'intérieur du bassin ou la hernie de l'utérus. Il seroit donc aussi peu favorable d'accroître les douleurs et occasionner des efforts de la part de la mère, pour surmonter un obstacle dépendant de la rigidité des parties de la génération, surtout de la résistance du col de la matrice et de sa squirrosité. C'est le cas alors de recourir aux moyens indiqués dans les ouvrages qui traitent de l'accouchement; car de telles anomalies existant, il faut toute la prudence et l'expérience d'un accoucheur consommé dans son art.

La poudre de seigle ergoté peut être administrée sous diverses formes; les doses varient, et doivent être proportionnées suivant la constitution, soit forte, faible, lâche, pusillanime ou courageuse, nerveuse ou lymphatique; suivant l'âge, l'état de santé ou de maladie; les femmes conservant leurs forces, ou affaiblies par un long et pénible travail; les eaux de l'ammios étant écoulées, ou les membranes intactes. Elle a aussi ses nuances d'infidélité : tantôt elle agit dans l'espace de quelques minutes; d'autres fois, après une et même plusieurs heures. Elle peut encore ne pas influer sur la marche naturelle de l'accouchement. Les femmes irritables, d'une grande susceptibilité, sont exposées à la vomir; mais ces cas sont rares. On peut donc administrer cé médicament *fractis dosibus*, ou en une seule prise en *decoctum* ou en *infusum*, en extrait aqueux ou alcoolique, et même sous la forme de bols ou de sirops.

Dans le Vexin, elle est administrée depuis long-temps à la dose de trente à quarante grains dans une cuillerée de tisane ordinaire ou de bouillon. Aux États-Unis, le docteur Prescott l'ordonne à la dose d'un scrupule à trente grains dans quatre onces d'eau, qu'il divise en trois parties à prendre de dix minutes en dix minutes, lorsqu'elle n'a pas produit d'action. M. le docteur Desgranges, de Lyon, l'emploie à la dose d'un scrupule en infusion dans trois onces d'eau, et presque jamais il n'a eu occasion de recourir à une seconde dose. Le docteur Davies adopte de même ce genre de prescription, et n'a eu qu'à s'en louer jusqu'à présent. Quelques praticiens et sages-femmes des environs de Lyon font infuser à peu près une cuillerée de cette poudre dans un verre d'eau, et l'administrent en plusieurs doses. Les bonnes femmes de mon département (Côted'Or) prennent une poignée de seigle ergoté, qu'elles font infuser dans une tasse d'eau, et qu'elles font prendre à la dose d'une cuillerée, de cinq minutes en cinq minutes. D'autres praticiens, plus hardis, l'ont administrée tout nouvellement à la dose de quarante grains pulvérisés, et ont obtenu plus sûrement et plus tôt l'effet qu'ils s'en promettaient. A Lyon, ce médicament a été employé sous forme de teinture et de sirop avec beaucoup de succès.

On peut donc conclure, d'après ce qui précède, que la *poudre ocyotique* jouit de propriétés réelles dans l'acte de l'accouchement, soit employée à l'état pulvérulent, en infusion ou en décoction. Cependant j'ai cru remarquer, d'après mon expérience, qu'à l'état pulvérulent, et administrée à la dose de vingt ou quarante grains délayés dans une potion légèrement aromatique, elle opérait plus promptement, et d'autant plus que le grain avait été récolté plus récemment; par ce moyen aussi, on évite la longueur de la décoction, et plus encore de l'infusion. Je ferai observer, en outre, que les tempéramens faibles s'en trouvent beaucoup mieux; et si la première dose ne remplissait pas le but desiré en douze ou quinze minutes, il faudrait réitérer, mais non pas administrer cette poudre par petites doses, car elle fatiguerait en vain la malade, et manquerait très-souvent l'effet qu'on veut produire.

PREMIÈRE OBSERVATION.

Madame Beau...., âgée de trente ans, d'une

constitution forte, ayant eu déjà une couche très-laborieuse, suivie de pertes utérines, étant dans les douleurs de l'enfantement, me fit appeler, le 10 octobre 1823, à quatre heures du soir. Le col utérin n'offrait pas encore de dilatation, quoique les douleurs fussent très-vives. La malade passa la soirée et la nuit sans que le travail fît de progrès sensibles. Dans la matinée, les bords du col de l'utérus étaient cependant amincis; mais sa dilatation égalait tout au plus une pièce de deux francs. Le deuxième jour, il y avait encore peu d'apparence d'un accouchement prochain : une saignée et des demi-bains avaient été prescrits; les forces paraissaient épuisées. Madame Beau.... n'avait plus le courage de faire valoir ses douleurs : cependant, sur les huit heures du soir, il y eut rupture de la poche des eaux; la tête se présente dans une position naturelle, et alors les douleurs se suspendent tout-à-fait. J'attends en vain plus de quatre heures sans que de nouvelles contractions utérines reparaissent. Madame Beau... était comme anéantie; elle me demande avec instance de mettre fin à ses souffrances. La poudre ocyotique est administrée à la dose de trente grains, dans une potion composée d'une once d'eau de fleurs d'oranger et d'un gros d'eau distillée de cannelle. A peine l'ingestion de ce médicament, avait eu lieu que les douleurs reparurent avec force, et durèrent presque sans interruption pendant une heure, terme qui suffit pour délivrer Madame Beau.... Heureusement le placenta fut expulsé presque immédiatement après le fœtus. Comme précédemment il y avait eu hémorragie utérine, je prescrivis le repos le plus absolu, et cet accident n'eut pas lieu.

DEUXIÈME OBSERVATION.

Madame D.... actrice d'un de nos grands théâtres, âgée de vingt-quatre ans, d'une constitution des plus irritables, était accouchée très-difficilement, dans l'année 1821, d'un enfant mort. Les suites en furent très-cruelles, et sa santé fut long-temps à se rétablir. Enceinte de nouveau en 1823, elle éprouva des émotions vives continuelles; elle appréhendait surtout l'époque de sa délivrance. Appelé le 15 décembre à sept heures du matin, je trouvai Madame D.... dans les douleurs de l'accouchement; mais celles-ci ne paraissaient porter que sur les lombes, et la fatiguaient vainement; le col utérin était souple, dilaté de manière à y introduire facilement le doigt; on sentait très-distinctement la poche des eaux : mais, malgré les douleurs qui faisaient jeter des cris à la malade, les contractions utérines étaient lentes, et le travail n'avançait pas. J'attendis jusqu'au

soir que les véritables douleurs se développassent ;
mais ce fut inutilement. Je ne balance pas alors
à administrer vingt grains du médicament précité.
N'ayant point obtenu d'effet sensible, après un
quart-d'heure j'en fis prendre une seconde dose
dans une cuillerée de bouillon. A ma satisfaction,
de nouvelles contractions reparurent, et de telle
manière que l'accouchement fut terminé en
moins d'une demi-heure ; le placenta fut extrait
à l'aide de légères tractions, et Madame D.... a
été rétablie en peu de jours.

TROISIÈME OBSERVATION.

Madame Reig..... anglaise, âgée de trente-
quatre ans, d'une constitution lymphatique, mère
de deux enfans, devint enceinte de nouveau,
après une interruption de plus de six ans. Appelé
dans la matinée du 15 mars 1824, Mad. Reig....
souffrait depuis plusieurs heures, et le travail de
l'accouchement avançait lentement ; les eaux de
l'ammios étaient écoulées ; le col de l'utérus était
souple ; la dilatation était d'environ une pièce de
cinq francs ; on sentait très-distinctement la tête
de l'enfant. Je conseille à la malade de marcher,
afin de déterminer quelques contractions utérines ;
car celles-ci étaient si faibles qu'elles suffisaient à
peine à expulser le reste des eaux qui séjournaient

encore dans l'utérus ; la tête ne faisait aucun progrès. Cet état dura près de cinq heures , sans qu'il y eût de changement sensible. Madame Reig...., très-fatiguée, me conjura d'abréger ses souffrances. Comme il n'existait aucune contre-indication à l'administration de la poudre ocyotique , je la lui fis prendre à la dose de trente grains délayés dans une demi-tasse d'eau sucrée et d'eau de fleurs d'oranger : deux heures après , l'accouchement était entièrement terminé.

QUATRIÈME OBSERVATION.

Madame Peli... , âgée de vingt-huit ans , d'une constitution très-délicate, menacée de phthisie pulmonaire , était déjà accouchée de plusieurs enfans qui moururent peu de temps après leur naissance. Elle me fit demander dans la soirée du 19 juillet 1824. Madame Peli.... jetait des cris affreux , n'ayant pas encore éprouvé , me dit-elle , de souffrances aussi vives : elle n'était que dans son neuvième mois de grossesse. La malade épuisa ses forces pendant tout le cours de la nuit, s'impatientant , et voulant accoucher de suite. La dilatation du col de l'utérus était cependant assez développée ; mais les contractions de ce viscère étaient si faibles, que je ne pouvais prévoir le temps que ce travail pourrait durer. J'attendis jusqu'au matin. Cette pauvre dame pouvait à peine parler, tant elle était fatiguée. Le travail ayant fait très-peu de progrès, je me décidai à lui faire prendre vingt grains de la poudre ocyotique dans un demi-verre de bon bouillon. Les douleurs reparurent, mais encore si faiblement, que vingt autres grains lui furent administrés presque aussitôt : l'accouchement fut terminé en moins d'une demi-heure. L'enfant était très-petit, et cependant il a survécu.

CINQUIÈME OBSERVATION.

Mme Forest...., âgée de trente-six ans, d'une constitution rachitique, était déjà accouchée il y a quatre ans, mais à l'aide du forceps. Appelé le 2 novembre 1824, à sept heures du matin, pour l'accoucher de son deuxième enfant, je trouvai Mme F.... ayant à peine la force de marcher, et les plus légères douleurs la faisaient tomber en syncope : elle redoutait beaucoup sa délivrance, craignant qu'on ne fût obligé d'employer les instrumens. Le col utérin était suffisamment dilaté, et tout annonçait un accouchement prochain. Je cherche à remonter le moral de la malade ; mais ce fut en vain : il semblait qu'elle mangeait, *comme on le dit vulgairement, ses douleurs.* J'attendis patiemment plusieurs heures, et tout décidé à appliquer le forceps, après avoir rompu la poche des eaux : mais, après m'être assuré qu'il n'existait aucun vice de conformation, je voulus essayer l'emploi de la poudre précitée : j'en fis prendre trente grains dans une once d'eau distillée de menthe et une cuillerée de fleurs d'oranger. Les douleurs ne tardèrent pas à se déclarer ; le pouls devint plein et fréquent, les forces se ranimèrent, et l'enfant, qui était très-peu développé, fut bientôt entre mes mains : les contractions utérines se suspendirent alors tout à coup, et je fus obligé d'exercer quelques légères tractions sur le cordon ombilical pour extraire le placenta qui était déjà décollé.

SIXIÈME OBSERVATION.

Madame Sorph...., âgée de 34 ans, d'une constitution frêle, était accouchée l'année précédente avec beaucoup de facilité. Appelé à minuit, le 19 septembre 1824, je trouvai Madame Sorph... très-abattue ; elle souffrait depuis plusieurs heures, sans que le travail avançât rapidement. Il est à observer que cette dame fatigua beaucoup durant le cours de sa grossesse; elle fut continuellement malade. Lors de mon arrivée, le col utérin était peu dilaté; toutes les douleurs paraissaient fixées au bas des reins et le long des cuisses; elle avait des crampes continuelles ; les contractions

utérines étaient presque nulles. Madame Sorph...
passa la nuit dans cet état : quelques bouillons lé-
gers et de l'eau rougie lui furent administrés. Je
cherchai à ranimer les forces ; mais ce fut en vain :
le col utérin était souple, et sa dilatation à peu
près comme une pièce de trois francs. Dans cette
circonstance, je prescrivis trente grains de poudre
dans une demi-tasse de bouillon : quelques minutes
après, les contractions utérines se développèrent
avec assez de force pour que l'accouchement fût
terminé promptement.

SEPTIÈME OBSERVATION.

Madame la vicomtesse de ***, âgée de 28 ans,
d'une constitution sanguine et nerveuse, mère de
deux enfans, dont elle était accouchée très-difficilement, et pour l'un desquels on avait été
obligé d'appliquer le forceps, enceinte de nouveau, me fit demander le 4 janvier 1825, à onze
heures du matin. Madame *** n'était arrivée qu'à
son huitième mois de grossesse, et, pendant cette
époque, on fut obligé de la saigner plusieurs fois.
Les eaux de l'amnios étaient écoulées depuis un
quart-d'heure, et les douleurs existaient dès la
veille au soir; le col utérin était dilaté suffisamment pour annoncer un accouchement prochain.
A mon arrivée, le travail s'arrêta tout à coup, et

j'attendis toute la journée, sans qu'il y eût de contractions utérines. Le lendemain, même état, et cependant Madame *** avait beaucoup souffert toute la nuit. Des lavemens et fumigations émollientes furent prescrits sans résultats avantageux. Je fis préparer alors vingt grains de la poudre ocyotique dans un demi-verre d'eau sucrée, avec addition d'une cuillerée à café d'eau de fleurs d'oranger. Je n'attendis pas une demi-heure sans que les contractions utérines ne se réveillassent, et ne missent fin à l'accouchement en peu de temps. L'enfant était peu développé, et a survécu plusieurs jours.

HUITIÈME OBSERVATION.

Madame M...., âgée de vingt-six ans, d'une constitution lymphatique, mère de quatre enfans, dont trois ont peu survécu après leur naissance, devint enceinte de son cinquième. Appelé le 10 janvier 1825, à trois heures du matin, je trouvai madame M.... dans les douleurs de l'accouchement depuis cinq heures ; il y avait peu d'intervalle entre elles : les eaux étaient écoulées tout nouvellement; le col utérin était dilaté de manière à laisser sortir la tête très-distinctement. Je ne doutai pas alors que l'accouchement ne dût se terminer de suite; mais je fus trompé dans mon attente : la nuit se passa, et une partie de la journée, sans que le travail fît de progrès sensibles ; les contractions utérines étaient presque totalement suspendues. Madame M.... éprouvait un sentiment difficile à exprimer : les urines coulaient en petite quantité, malgré les efforts et les besoins qu'elle éprouvait. Je la sondai avec beaucoup de peine, et le soulagement fut prompt. Etant persuadé que la poudre ocyotique abrégerait la durée des douleurs, en réveillant l'inertie de l'utérus, je donnai ce médicament à la dose de quarante grains en une seule prise, dans du bouillon ; et, à ma satisfaction, l'accouchement eut lieu en peu de temps.

NEUVIÈME OBSERVATION.

Madame T...., âgée de vingt-six ans, d'une constitution lymphatique, accouchée deux fois avec beaucoup de difficulté, enceinte de nouveau après un intervalle de huit ans, me fit demander le 14 mars 1825, à neuf heures du matin. Madame T...., placée sur son lit, était persuadée qu'elle allait accoucher : au toucher, je reconnus que le travail était à peine commencé : les douleurs étaient très-vives. La malade passa toute la journée dans cet état. A huit heures du soir, le col utérin était dilaté comme une pièce de trois francs ; à minuit, on sentait distinctement la poche des eaux, qui se rompit peu d'instans après. Le travail s'arrêta alors tout à coup. Les contractions utérines étaient si lentes que je ne balançai pas, dans le milieu de la nuit, à faire prendre trente grains de la poudre ocyotique cette dose produisit peu d'effet : quinze autres grains furent administrés : une heure après, les contractions de l'utérus devinrent aussitôt continues, et l'accouchement fut bientôt terminé.

DIXIÈME OBSERVATION.

Madame Rem..., âgée de vingt-trois ans, d'une petite stature, très-délicate, accouchée l'année précédente d'un enfant qui mourut en naissant, arrivée au septième mois de sa seconde grossesse, me fit appeler le 31 mars 1825, à six heures du matin. Madame R.... avait éprouvé quelques douleurs dans la nuit, et l'accouchement s'en était suivi. J'arrivai assez tôt pour faire la ligature du cordon ombilical. Le placenta n'étant pas décollé, j'attendis en vain, pendant une heure, que de nouvelles contractions se développassent : afin de favoriser son expulsion, j'essayai de légères tractions; mais ce fut inutilement. Avant d'introduire la main pour le saisir, ce qui n'est pas toujours sans inconvénient, je fis prendre vingt grains de la poudre ocyotique, délayés dans de l'eau sucrée et de fleurs d'oranger; cinq minutes après son ingestion, une douleur suffit pour expulser ce corps charnu.

Madame Jeli..., âgée de vingt-cinq ans, d'une constitution très-pléthorique, enceinte de son premier enfant, me fit demander le 1ᵉʳ novembre 1825, à cinq heures du soir, pour l'aider dans sa délivrance. La malade souffrait depuis le matin : à mon arrivée, je ne trouvai qu'une petite dilatation du col utérin, et rien n'annonçait un accouchement prochain, malgré les douleurs vives et fréquentes que cette dame éprouvait. A minuit, la dilatation utérine était très-prononcée, et la poche des eaux se faisait sentir très-facilement. Je provoquai la sortie des eaux, et j'attendis patiemment que de nouvelles contractions de l'utérus parussent; mais elles furent si faibles, qu'au matin le travail était peu avancé. Voulant profiter du moment où les parties étaient lubréfiées par l'écoulement des eaux, je fis prendre trente grains de la poudre ocyotique dans une tasse de bouillon : cinq minutes après, les douleurs se développèrent avec force, et l'accouchement fut terminé en peu de temps; le placenta suivit de près le fœtus.

Madame Chev...., âgée de trente ans, d'une constitution très-irritable, quoique forte, était déjà accouchée deux fois avec beaucoup de difficulté. Appelé le 17 novembre 1825, je la trouvai dans les plus grandes souffrances : les eaux de l'ammios étaient écoulées depuis plusieurs heures; le col utérin était presque fermé. Comme je l'avais déjà accouchée, je pronostiquai que le travail serait long. Des demi-bains et des lavemens furent pris. La nuit se passa sans changement sensible; il y avait de très-grands intervalles dans les douleurs. La journée du lendemain fut à peu près de même; mais sur le soir les douleurs furent plus continues et plus fortes : on pouvait introduire facilement le doigt dans l'orifice utérine. Le fœtus se présenta par l'épaule gauche : bientôt cette partie franchit cette ouverture; la main droite parut en même temps. Je ne balançai pas alors à aller saisir les pieds, que j'amenai l'un après l'autre. Cette opération fut très-laborieuse. L'enfant était asphyxié; mais les soins les plus grands et les plus prolongés le rappelèrent à la vie. Comme il y avait perte utérine, je m'empressai d'aller chercher le placenta, afin de terminer l'accouchement. Le sang continuant de couler avec abondance, je recommandai à la malade de ne pas exécuter de mouvemens, et aussitôt je lui fis prendre quinze grains de poudre ocyotique, pour déterminer quelques contractions utérines. La perte ne tarda pas à s'arrêter, et je sentis très-distinctement l'utérus se durcir. Tout rentra dans l'ordre naturel ; et les suites de cet accouchement ont été très-heureuses, en prenant les précautions conseillées en pareil cas.

Mme Ventu... âgée de vingt ans, d'une forte constitution, enceinte de son premier enfant, me fit demander pour l'accoucher, le 2 janvier 1826, à six heures du matin. Le col utérin n'était pas encore dilaté ; on pouvait à peine introduire l'extrémité du doigt, quoique des douleurs existassent depuis plusieurs heures. La matinée se passa sans changement sensible ; à deux heures, la dilatation utérine était à peu près d'une pièce de 5 francs ; les contractions de l'utérus étaient très-développées, et la poche des eaux se rompit bientôt. Je reconnus alors que l'enfant se présentait par la hanche droite. Dans cette circonstance, je fus obligé de repousser cette partie, et d'aller chercher les pieds, que j'amenai avec quelque difficulté : cependant l'accouchement fut bientôt terminé. Une perte utérine survint presque aussitôt : j'eus recours alors à l'emploi de la poudre de seigle ergoté, qui fut administrée à la dose de vingt grains en trois fois, à cinq minutes d'intervalle; je n'eus qu'à me louer de ce médicament, car les accidens s'arrêtèrent et la malade s'est rétablie parfaitement.

QUATORZIÈME OBSERVATION.

Mme Bil..., âgée de vingt-huit ans, d'une constitution éminemment nerveuse, accoucha, il y a deux ans, avec une très-grande difficulté. Enceinte de nouveau, elle eut une grossesse des plus orageuses : elle avait presque tous les jours des spasmes nerveux qui quelquefois lui faisaient perdre connaissance. Cette dame suivit pendant tout ce temps le régime le plus sévère; aussi à peine pouvait-elle exercer le moindre mouvement; sa voix était très-affaiblie. Appelé le 11 janvier 1826, à onze heures du soir, je trouvai Mme Bil... dans des convulsions qui duraient peu d'instans. Les douleurs pour accoucher avaient commencé dès le matin; une partie des eaux s'était écoulée; le col utérin était à peine entrouvert; les contractions de ce viscère étaient extrêmement faibles ; à chaque douleur, la malade avait de nouveaux spasmes. La nuit se passa en cet état, sans que le travail fît de progrès, Mme B... étant dans un état de faiblesse si grand, que je conçus des craintes sur sa position : quelques bouillons lui furent administrés ; plusieurs heures se passèrent encore, sans que les contractions utérines, qui étaient alors assez fréquentes, pussent avancer le travail. A dix heures du matin, le col utérin était effacé ; sa dilatation était d'environ une pièce de 5 francs ; on sentait très-distinctement la tête du fœtus : il ne manquait enfin que des forces pour terminer l'accouchement. Je fis prendre trente-six grains de la poudre ocyotique délayés dans une potion aromatique composée de deux onces d'eau de mélisse, une once d'eau de fleurs d'oranger et une once de sirop de cannelle. La malade prit cette potion en deux fois, à dix minutes d'intervalle. Aussitôt la deuxième prise, les contractions utérines se développèrent avec force, et l'accouchement fut terminé heureusement en moins d'une heure. Depuis cette époque, Mme B... n'a plus eu de spasme, et sa potion est en bon état.

QUINZIÈME OBSERVATION.

Mme Carb..., âgée de vingt-quatre ans, d'une constitution sanguine et bilieuse, accoucha, il y a deux ans, très-heureusement. Arrivée au terme de sa deuxième grossesse, elle me fit demander dans la nuit du 3 février 1826. Les douleurs existaient depuis deux heures, et la poche des eaux était rompue : l'ayant touchée, je reconnus que le travail était peu avancé; la dilatation utérine était très-peu développée. La nuit se passa dans cet état. A neuf heures du matin, les contractions utérines devinrent plus fréquentes, et un fœtus se présenta par les pieds. Comme tout était bien préparé, je terminai facilement cet accouchement. Je reconnus alors qu'il en existait un second, et j'attendis de nouvelles contractions utérines pour favoriser son expulsion : mais ce fut en vain; les douleurs étaient tout-à-fait suspendues. Après une heure d'attente, je fis prendre trente grains de la poudre ocyotique qu'on délaya dans de l'eau sucrée et de l'eau de fleurs d'oranger. Un instant après cette ingestion, de nouvelles douleurs reparurent, et en peu d'instans le second fœtus fut entre mes mains. Il est à remarquer que ces jumeaux étaient à peine formés; aussi n'ont-ils survécu que quelques heures après leur naissance. La femme est très-bien rétablie; les suites de sa couche ont été très-naturelles.

Il m'eût été facile d'ajouter de nouveaux faits à ceux que je viens de publier; mais je n'ai dû citer que les observations qui m'ont paru confirmatives. Je me propose, du reste, à continuer mes recherches : je recevrai avec reconnaissance les re marques critiques qui pourraient m'être faites ; et si, comme je l'espère, j'atteins le but que je me suis proposé, je serai trop heureux d'avoir contribué en quelque chose au profit de la science et de l'humanité.

Paris, le 28 février 1826.

www.ingramcontent.com/pod-product-compliance
Ingram Content Group UK Ltd.
Pitfield, Milton Keynes, MK11 3LW, UK
UKHW021150140726
13695UKWH00005B/2048